DESCRIPTION

DES

MALADIES SECRÈTES,

ET DU RÉGIME QU'IL CONVIENT DE SUIVRE DANS

LE TRAITEMENT DE CES MALADIES.

Par le Dr Ch. Albert,

Médecin de la faculté de Paris, maître en pharmacie, ex-pharmacien des hôpitaux de la ville de Paris, professeur de médecine et de botanique, breveté du Roi, honoré de médailles et récompenses nationales, etc., etc.

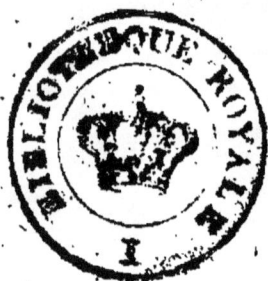

HUITIÈME ÉDITION.

A PARIS.

CHEZ L'AUTEUR, MÉDECIN CONSULTANT,

Rue Montorgueil, N° 21,

Et chez les principaux libraires de la France et de l'Étranger

1837.

Imprimerie de Wittersheim, rue Montmorency, 13.

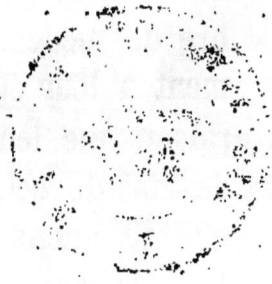

INTRODUCTION.

———✦———

Les maladies secrètes ont ordinairement leur siége sur les organes de la plus haute importance. Elles exposent à tant de dangers, elles peuvent entraîner de si graves conséquences, non seulement pour la santé de ceux qui en sont atteints, mais encore pour leur génération, qu'on a lieu d'être surpris qu'un si petit nombre de médecins se soient adonnés exclusivement à leur étude. C'est sans doute pour cette raison que leur traitement est resté fort au-dessous de celui des autres maladies, et qu'il n'a fait aucun progrès sensible depuis plus de trois siècles, puisque les remèdes qu'on employait, dans ces temps reculés, contre les maladies secrètes, sont ceux qu'on emploie encore aujourd'hui.

Faut-il donc s'étonner que le traitement de ces maladies soit devenu pour ainsi dire le domaine des empiriques et des charlatans, qui, sans la moindre connaissance de l'art médical, et sans titre légal, osent s'ériger en arbitres de la santé et de la vie de leurs semblables! Nous nous estimerons heureux, et nous nous trouverons amplement dédommagé de nos longues études et de nos laborieuses recherches, si nous avons pu arracher quelques victimes aux piéges que leur tendent de toutes parts l'impéritie et la cupidité.

ORIGINE

DES MALADIES SECRÈTES.

Les auteurs qui ont écrit récemment sur les maladies secrètes ne sont pas d'accord sur leur origine. Les uns la font remonter jusqu'aux temps les plus reculés ; les autres la font dater seulement de la découverte de l'Amérique. Cette diversité d'opinions n'aurait pas eu lieu, si ces médecins s'étaient livrés à des recherches plus scrupuleuses et plus approfondies sur les descriptions des maladies des parties génitales, données par les anciens écrivains. Ils y auraient reconnu que la gonorrhée et autres écoulemens contagieux existaient dès la plus haute antiquité, tandis que les véritables symptômes vénériens ne s'y trouvent point mentionnés. Ces derniers sont donc les seuls qu'on puisse regarder avec raison comme originaires d'Amérique, et réellement importés de cette partie du monde par les compagnons du célèbre navigateur Christophe Colomb. Nous ne nous serions pas arrêté sur cette distinction qui doit mettre un terme aux discussions élevées depuis si long-temps sur l'origine des maladies secrètes , si elle ne s'accordait avec la division que nous avons établie entre elles ; division qui, comme nous allons le démontrer bientôt, est d'une haute importance, relativement à leur traitement.

OPINION DES MÉDECINS

SUR LA GONORRHÉE.

Pendant plusieurs siècles , les médecins, persuadés que la gonorrhée dépendait du virus vénérien, lui ont opposé des remèdes destinés à détruire ce principe morbifique.

Comme ces moyens avaient pour base le mercure, ils avaient non seulement l'inconvénient d'assujettir les malades à un traitement long, mais encore de les exposer à une foule de dangers. Tout le monde sait que ce minéral pénètre avec une étonnante facilité dans nos organes, et que, par son séjour, il donne lieu aux accidens les plus variés et les plus formidables.

Les médecins modernes, frappés des funestes

effets qui résultaient si fréquemment des traitemens mercuriels, furent obligés d'y renoncer.
Alors les malades se trouvèrent réduits à l'al-
ternative : ou d'abandonner l'écoulement à lui-
même, ou de l'arrêter brusquement par des
injections astringentes, ou par des répercussifs
pris à l'intérieur. Dans le premier cas, il sur-
venait souvent un relâchement du canal de l'u-
rètre, un écoulement chronique interminable,
la perte de la semence, la paralysie du mem-
bre viril, l'impuissance, etc.; dans le second,
des spasmes au col de la vessie, des rétrécisse-
mens de l'urètre, des rétentions d'urine, etc.

DIVISION DES MALADIES SECRÈTES.

Il était réservé à notre époque de prouver,
par les expériences les plus convaincantes, que
la gonorrhée *sans complications* est indépen-
dante du virus vénérien, et qu'elle ne doit pas
être comprise dans la catégorie déjà trop nom-
breuse des affections syphilitiques. C'est un
service immense que les progrès de la médecine moderne et expérimentale ont rendu à
l'humanité ; nous nous estimons heureux d'y

avoir puissamment contribué, et d'avoir défini-
tivement établi, entre deux maladies aussi dis-
tinctes par leur nature que par leur traitement, une séparation déjà féconde en heureux
résultats.

Ainsi, il est bien démontré aujourd'hui que
les maladies secrètes forment deux grandes
classes : l'une comprend, sous le nom de gonorrhée ou blennorrhagie, les divers écoulemens qui ont lieu par les parties génitales des
deux sexes, et que, chez la femme, on désigne
vulgairement sous le nom de leucorrhée ou fleurs
blanches ; l'autre renferme tous les symptômes
qui doivent leur existence au virus syphilitique,
tels que chancres, ulcères, poulains, végétations, douleurs vénériennes, gonflement et carie
des os, etc. On ne devra donc plus désormais,
pour de simples écoulemens, soumettre les
malades à des remèdes violens, qui, n'ayant
point de vice syphilitique à combattre, atta-
quaient la constitution, et dont les moindres
inconvéniens étaient de débiliter les organes,
d'exposer à des coarctations du canal de l'uré-
tre, à des rétentions d'urine, etc. (1)

(1). M. de L., lieutenant-colonel, avait été plu-

MANIÈRE DONT QUELQUES MÉDECINS TRAITENT ENCORE AUJOURD'HUI LA GONORRHÉE.

Quelques médecins, nous le disons à regret, sont demeurés étrangers à ce perfectionnement introduit dans cette partie de l'art de guérir, et sont encore restés, au grand préjudice des malades, asservis à l'ancienne routine. D'autres, éclairés par l'expérience et la raison, mais manquant du temps nécessaire pour se livrer à des recherches suffisantes sur les propriétés de

---

sieurs fois atteint de la gonorrhée. On lui avait administré, pour cette affection, diverses préparations mercurielles. Il était depuis resté sujet à une faiblesse et à un tremblement des membres, et néanmoins son écoulement n'était qu'imparfaitement guéri, car il se reproduisait aux moindres causes d'échauffement. Aussi arriva-t-il qu'il le communiqua à son épouse. Ils eurent alors recours à plusieurs reprises à des traitemens végétaux qui ne conviennent pas à des accidens vénériens, et qui, par conséquent, laissèrent la maladie s'enraciner de plus en plus. M. de L. eut recours à nos conseils et il obtint en peu de temps une guérison radicale; madame de L. se trouva, en outre, délivrée des maux cruels d'estomac, qui provenaient des remèdes antisyphilitiques, et elle recouvra en peu de temps la fraîcheur et l'embonpoint qu'elle avait perdus.

quelques médicamens spéciaux, se sont trouvés réduits à employer ceux dont l'art était depuis long-temps en possession, malgré les inconvéniens qu'on leur avait reprochés. C'est ainsi que le styrax, la potion de Chopart, les diververses mixtures et opiats, et plusieurs autres préparations, furent tour à tour employées pour combattre la gonorrhée. La saveur affreuse de la plupart de ces compositions ne fait que trop présager les effets qui peuvent en résulter. Combien de fois ces drogues incendiaires n'ont-elles pas produit des irritations nerveuses, des inflammations de l'estomac et des intestins, des vomissemens opiniâtres, des diarrhées rebelles, la perte complète des facultés digestives, quelquefois même une métastase mortelle (1).

(1) M. N., dans un voyage qu'il fit à Paris, contracta une gonorrhée. Voulant en être débarrassé avant de rentrer dans son ménage, il pria instamment le médecin auquel il s'adressa, de lui prescrire un remède prompt. Celui-ci lui ordonna le styrax, qui, au bout de quatre jours, n'avait produit aucune amélioration. La potion de Chopart fut alors administrée. L'écoulement diminua de moitié en deux jours; mais il se manifesta une vive irritation gastro-intestinale, accompagnée d'une forte fièvre, nausées, vomissemens, coliques presque continuelles, faiblesse extrême, syncopes,

Dans cet état de choses , j'ai pensé que je pourrais me rendre utile à l'humanité souffrante en consacrant ma vie à la recherche d'un remède contre une maladie aussi fréquente, et qui, outre les accidens graves auxquels elle expose, jouit du funeste privilège de se communiquer par le contact, de porter le trouble et la désolation dans les familles, et quelquefois de transmettre aux enfans une vie souillée dans son principe, et de les rendre ainsi victimes de fautes aux- quelles ils n'ont point participé.

Plusieurs médecins , profondément instruits sur ces affections par une longue expérience au sein des hôpitaux destinés à leur traitement , ont bien voulu s'associer à mes travaux. Nos recher- ches ont été couronnées d'un plein succès, et nous pouvons hautement nous glorifier d'avoir enfin fait disparaître du traitement de la gonorrhée le mercure et tant d'autres médicamens déjà abandonnés d'un grand nombre de médecins à cause de leurs dangereux effets.

---

sueurs froides et autres symptômes alarmans. Dans ce cas, le malade réclama nos soins. Il suivit exactement nos prescriptions. Huit jours après, il était parfaitement guéri.

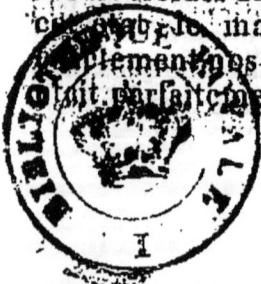

PREMIÈRE CLASSE.

GONORRHÉE

ou

CHAUDEPISSE.

La gonorrhée, que l'on désigne encore sous les noms de blennorrhagie, échauffement, chaudepisse, consiste, chez les deux sexes, dans un écoulement qui a lieu par les parties génitales, d'une matière d'abord limpide, puis jaunâtre ou verdâtre, et enfin blanchâtre quand la maladie a duré un certain temps. Les envies d'uriner sont plus fréquentes que de coutume, et s'accompagnent d'une chaleur brûlante, semblable à celle que produirait un fer chaud en traversant le canal de l'urètre.

Les symptômes de la gonorrhée peuvent varier à l'infini, suivant les causes qui l'ont produite, suivant le tempérament et les dispositions du sujet, et suivant les écarts de régime auxquels il se livre. Quelquefois le malade n'éprouve au-

cune douleur ; d'autres fois il ressent une légère
titillation en urinant ; dans d'autres cas, les douleurs sont si vives qu'elles lui arrachent des cris.

Quelquefois la verge se raidit involontaire-
ment, et se courbe pendant l'érection, qui est
presque continuelle, surtout pendant la nuit. Il
en résulte des douleurs intolérables qui privent
le malade de sommeil et de repos. Dans ce cruel
état, désigné sous le nom de chaudepisse cordée,
il n'est pas rare que la matière de l'écoulement
prenne une teinte rouge, brunâtre ou livide, et
même qu'il s'échappe du sang par le canal de
l'urètre, en plus ou moins grande abondance.
Dans ce cas, de même que quand l'irritation du
canal de l'urètre est violente, les testicules, les
aines et les autres parties voisines deviennent
d'une sensibilité extrême ; il survient des symptômes généraux, tels que perte d'appétit, nausées, fièvre inflammatoire, etc.

Chez les femmes, l'irritation qui accompagne
cette affection est ordinairement moins vive et
ne donne pas lieu à un aussi grand nombre d'accidens. Néanmoins, lorsqu'elles négligent de
la traiter convenablement, elle dégénère souvent
en fleurs blanches qui délabrent l'estomac, épui-
sent les forces, minent la santé, et donnent

lieu à tous les symptômes d'une vieillesse prématurée (1).

---

(1) M. de G. contracta, il y a quinze mois, une gonorrhée violente accompagnée d'envies fréquentes d'uriner et de la sensation d'un fer rouge dans le canal de l'urètre. Il vint nous consulter, et sept jours après il se trouva parfaitement guéri par le traitement que je lui prescrivis. Il a depuis joui d'une excellente santé.

M. D., serrurier en bâtimens, avait depuis trois mois une gonorrhée dont il n'avait pu se guérir par aucun moyen. A la suite de fatigues, l'écoulement devint très abondant. Il était sur le point de contracter un mariage qui devait le mettre en possession d'un établissement avantageux. Il eut recours à nos prescriptions, et au bout de quatorze jours sa guérison était radicale.

M. G., maître d'armes et ancien militaire, avait eu plusieurs gonorrhées. Il en contracta une nouvelle au mois de mai 1831. Cette fois, l'affection se montra rebelle à tous les moyens ordinaires. M. G. tomba enfin entre les mains d'un pharmacien ignorant qui lui donna une drogue tellement violente qu'elle enflamma l'estomac, provoqua des vomissemens et une diarrhée qu'on ne parvint à arrêter qu'au bout de six semaines. L'écoulement n'avait pas même diminué. Depuis ces accidens, le malade était resté sujet à des douleurs d'estomac, à des coliques habituelles et à des digestions très pénibles. Un de ses élèves lui parla du traitement qu'il avait lui-même suivi d'après nos conseils; M. G. se décida à y avoir

GONORRHÉE BATARDE

OU BLENNORRHAGIE DU GLAND.

On désigne sous ce nom le suintement qui s'établit quelquefois à la surface du gland et à l'intérieur du prépuce. Ce suintement peut exister seul, ou simultanément avec un écoulement par le canal de l'urètre.

Il arrive aussi quelquefois que, chez la femme, l'écoulement, au lieu de provenir du vagin, n'existe qu'à la surface des grandes et des petites lèvres.

Tous ces accidens proviennent des mêmes

---

recours. Après avoir pris quelques bains, il en commença l'emploi. Au bout d'un mois il ne lui restait plus qu'un léger suintement incolore; le traitement continué encore trois semaines le fit disparaître entièrement.

Mademoiselle Eugénie D...... était affectée d'un écoulement qu'elle avait en vain combattu par divers moyens internes et externes. Il durait depuis huit mois quand elle se mit à l'usage du remède que je lui prescrivis; elle fut radicalement guérie en trois semaines.

causes que la gonorrhée simple, et se guérissent
de la même manière. Il est avantageux de recourir pendant le traitement à des lotions d'eau
fraîche ou additionnée de quelques gouttes d'ex-
trait de Saturne, qu'on renouvelle plusieurs fois
par jour.

FLEURS BLANCHES.

On donne le nom de *fleurs blanches* ou *pertes
blanches*, chez la femme, à un écoulement qui
a lieu par les parties génitales, et qui provient
de la matrice ou du vagin.

Cet écoulement varie beaucoup pour la cou-
leur, la consistance et la quantité. Tantôt il est
blanc comme de la crème, d'autres fois il est
jaune ou verdâtre, quelquefois il est clair et
transparent comme du blanc d'œuf. Il n'est
pas rare qu'il se trouve mêlé de granulations ou
de flocons blanchâtres ou grisâtres.

Souvent les fleurs blanches n'occasionent
point de douleur locale ; cependant lorsqu'elles
ont de l'acrimonie, elles peuvent causer des démangeaisons ou des cuissons extrêmement vives,

Les symptômes qui accompagnent le plus ordinairement les fleurs blanches ou qui en sont
la conséquence, sont des tiraillemens et douleurs
d'estomac, la perte des facultés digestives, la
flaccidité des chairs, la maigreur, la pâleur et
la lividité du teint, la débilité et la langueur
générales; enfin elles donnent lieu à la plupart
des accidens qui surviennent aux organes génitaux, tels que engorgement, descente ou chute
de matrice, ulcères, polypes, squirrhes, can-
cers, etc.

Les fleurs blanches sont quelquefois la suite de
la gonorrhée ou blennorrhagie, dont les femmes
négligent en général de se soigner convenablement. Elles peuvent aussi provenir des mauvai-
ses qualités du sang, du vice scrofuleux, du
vice dartreux, du vice sporique ou gale dégénérée; d'autres fois elles sont le résultat de la mas-
turbation, d'un mauvais régime, d'une alimen-
tation insuffisante, d'un travail excessif, de veilles
prolongées, d'une vie sédentaire, de chagrins,
qui produisent d'abord l'appauvrissement puis
la décomposition du sang.

Le plus ordinairement les fleurs blanches n'empê-
t point les femmes de devenir mères et ne sont

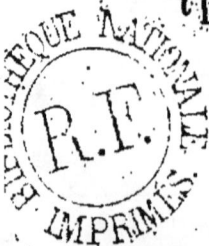

2.

point contagieuses. Cependant elles prédisposent à l'avortement, et on les a vues être une cause de stérilité. Elles peuvent aussi, dans certaines circonstances, devenir âcres et corrosives au point de déterminer, par le coït, la gonorrhée chez l'homme, ainsi que nous avons eu fréquemment occasion de l'observer.

Quand les fleurs blanches proviennent de la gonorrhée négligée ou imparfaitement guérie, d'un lait répandu, de la faiblesse des organes, etc., elles cèdent au traitement employé pour la gonorrhée (1). Si, au contraire, elles dépendent de

---

(1) Les femmes qui se trouveront dans cette circonstance, peuvent avec avantage associer au traitement quelque injection tonique, et doivent les continuer douze à quinze jours après la guérison. Les injections qui réussissent le mieux se préparent avec deux onces d'écorce de chêne fraîche ou sèche, et concassée, que l'on fait bouillir pendant un quart - d'heure avec un verre de vin rouge et trois verres d'eau.

On fait ordinairement les injections avec une seringue contenant un verre ou un verre et demi, et munie d'une canule terminée en olive et percée de plusieurs trous : on les renouvelle deux ou trois fois par jour.

l'altération ou de la décomposition du sang, des scrofules ou humeurs froides, d'un principe dartreux, de la gale répercutée ou dégénérée, on conçoit que ce n'est qu'en détruisant la cause, et par conséquent en purifiant la masse du sang, qu'on pourra en obtenir la guérison radicale. Aucun moyen, dans ces cas, ne peut être employé avec plus de succès qu'un bon traitement dépuratif.

RÉGIME.

Pour obtenir du traitement de la gonorrhée un succès prompt et complet, il est utile d'observer dans son régime de vie quelques précautions.

Ainsi on doit manger un peu moins que de coutume, s'abstenir de charcuterie, de salaisons, de ragoûts fortement épicés, de salades, de vin pur, de bière, de liqueurs spiritueuses et de café à l'eau. On doit se préserver du froid et de l'Humidité par des vêtemens chauds.

Les malades doivent aussi s'abstenir du coït, de la danse, des courses à pied ou à cheval. Ils doivent surtout éviter les recettes banales et les remèdes de commères qui produisent si souvent de funestes résultats. Il est prudent qu'ils portent un suspensoir pendant toute la durée de la maladie.

Les bains ne sont pas indispensables; néanmoins, on fera bien, si on le peut, d'en prendre un avant de commencer le traitement, et d'y revenir de temps à autre pendant sa durée. Ils devront être pris, autant que possible, le soir, et toujours trois heures au moins après avoir mangé. Ils ne doivent pas être trop chauds, surtout lorsqu'on y entre; sans cela, ils pourraient augmenter l'irritation et faire porter le sang à la tête ou à la poitrine. Peu de temps après y être entré, on pourra en augmenter la chaleur. On restera dans le bain une heure, une heure et demie, et même davantage, si l'on s'y trouve à son aise.

ACCIDENS DE LA GONORRHÉE.

Ils proviennent ordinairement de négligence de la part des malades.

Ces accidens sont : 1° une cuisson et une douleur excessives dans le canal de l'urètre; 2° une rétention d'urine complète ou incomplète; 3° des

irritations et érections presque continuelles,
et d'autant plus douloureuses que l'engorgement
du canal ne lui permet pas de s'allonger autant
que la verge, de sorte qu'elle reste courbée en
dessous (*chaudepisse cordée*); 4° des hémorrha-
gies ou pertes de sang par le méat urinaire;
5° le gonflement des testicules, désigné vulgairement sous le nom de chaudepisse tombée dans
les bourses; 6° enfin, des douleurs de reins ou
de bas-ventre.

Dans tous ces cas, on doit suspendre le traitement antigonorrhéique jusqu'à ce que la violence
des symptômes soit modérée, et avoir recours au
traitement tempérant.

Le traitement tempérant consiste à diminuer
la quantité des alimens en proportion de l'irritation; à s'abstenir presque entièrement de vian-
des; à éviter la fatigue et tout ce qui est capable
d'échauffer; à boire dans la journée quelques
verres d'une boisson adoucissante, telle que l'eau
de gomme, l'eau d'orge, de chiendent, ou simplement de l'eau légèrement sucrée; à prendre
des bains tièdes (voir page 20), ou à leur dé-
faut, *des bains de siège*; à baigner les parties
douloureuses avec de la décoction tiède de racine

de guimauve et de tête de pavot, ou simplement avec de l'eau et du lait ; à les recouvrir de cataplasmes tièdes préparés avec de la mie de pain, ou de la farine de lin et de l'eau ; à prendre, s'il se peut, des lavemens ou des demi-lavemens, soit avec de l'eau simple, à laquelle on ajoute une ou deux cuillerées d'huile d'olives.

Si l'irritation est violente, on joint à ces moyens l'application des sangsues au voisinage de l'endroit douloureux, au nombre de 12 à 20, suivant la force du sujet. Cette application pourra être renouvelée une deuxième et même une troisième fois, s'il en est besoin.

Si le mal existe dans le canal de l'urètre, les sangsues se mettent au devant de l'anus, et chez la femme à l'entrée du vagin. On les applique aux aines pour inflammations des testicules ; dans les douleurs de reins et de bas-ventre, il convient de les placer à cette dernière partie ou au fondement. Lorsque les accidens sont calmés, on reprend le traitement antigonorrhéique.

SECONDE CLASSE.

SYPHILIS
OU
MALADIE VÉNÉRIENNE.

DESCRIPTION

DES MALADIES DE LA SECONDE CLASSE.

Les diverses formes sous lesquelles se manifeste la maladie vénérienne, ou vérole proprement dite, sont les suivantes :

1° *Chancres* ou *ulcères.* Ce sont des excavations, plus ou moins étendues, qui ont leur siége aux parties génitales des deux sexes, à la bouche, au nez, au voile du palais, à l'anus, etc.

2° *Phimosis.* Resserrement du prépuce, de manière à empêcher de découvrir le gland.

3° *Paraphimosis.* Étranglement du gland par le prépuce.

4° *Rhagades.* On appelle ainsi des crevasses ou gerçures profondes qui existent au pourtour de l'anus.

5° *Bubons* ou *poulains.* Ils consistent dans le gonflement et l'inflammation des glandes. Le plus souvent ils ont leur siége au pli de l'aine, d'autres fois aux aisselles, au cou, etc.

6° *Végétations* ou *excroissances vénériennes.* Elles se développent aux parties sexuelles, au pourtour de l'anus, rarement ailleurs. On les nomme poireaux, chou-fleurs, verrues, crêtes de coq, etc., suivant leur forme.

7° *Taches cuivreuses violacées de la peau; éruptions croûteuses, pustuleuses, écailleuses,* etc. Elles se manifestent sur toutes les parties du corps, surtout à la poitrine. Elles sont fréquemment accompagnées de démangeaisons, de prurit, de fourmillement, de chaleur ou de tension à la peau.

8° *Douleurs vénériennes.* Elles ont pour caractère presque constant d'occuper la partie moyenne des membres, et de sembler être fixées dans l'intérieur des os. Quelquefois, cependant, elles ont lieu dans les articulations. Souvent elles sont plus vives la nuit que le jour.

9° *Exostoses, carie des os.* Elles consistent

dans le gonflement des os, dans leur ramollisse-
ment et leur ulcération.

14° Le virus vénérien peut encore déterminer
des suintemens d'oreilles, la dureté de l'ouïe,
l'inflammation de l'œil, la rougeur des paupières,
la chute des cils, la perte de l'odorat, la fétidité
de l'haleine, etc., etc.

Quand la maladie vénérienne exerce ses rava-
ges sur les organes internes, elle jette le trouble
dans les fonctions les plus importantes, et donne
lieu aux plus graves désordres. Ainsi on l'a vue
produire des douleurs de tête opiniâtres, la perte
de la mémoire, l'idiotisme, le catarrhe bronchi-
que, l'oppression, des palpitations de cœur, l'a-
névrisme, l'altération des fonctions digestives,
la gastrite, la difficulté d'uriner, des ulcères à
la matrice et autres accidens.

La maladie vénérienne peut, au bout d'un certain nombre d'années, se transformer en un principe morbifique susceptible de donner lieu à des
dartres, à des douleurs vagues, à l'alopécie
ou chute des cheveux, à l'affaiblissement des organes de la génération, à une vieillesse précoce,
à la paralysie, etc., etc.

Tous les symptômes que nous venons de men-
tionner peuvent être le résultat de la maladie vé-

nérienne invétérée, soit qu'elle ait été négligée, soit qu'elle ait été mal guérie. Mais lorsqu'elle est *nouvelle*, elle attaque le plus ordinairement les parties qui ont été exposées à la contagion, et ne se présente que sous l'aspect de bubons, de rhagades de végétations et de chancres, qui quelquefois sont accompagnés de phimosis ou de paraphimosis.

HÉRÉDITÉ DE LA MALADIE VÉNÉRIENNE.

Lorsque la maladie vénérienne a été transmise par la génération ou par l'allaitement, elle peut offrir une des formes indiquées plus haut, mais le plus ordinairement elle reste dans le sang, s'y modifie, et dégénère, soit en vice herpétique, qui cause diverses éruptions; soit en scrofules ou humeurs froides; soit en rachitisme, d'où résultent le gonflement et la courbure des os, la déviation de l'épine dorsale et autres difformités.

RÉGIME QU'IL CONVIENT D'OBSERVER DANS LE TRAITEMENT DES MALADIES DE SECONDE CLASSE.

Le régime qu'il convient de suivre pendant le traitement de la syphilis, est le même que celui qui est indiqué dans le traitement de la gonorrhée (voir page 19).

Cependant, il n'est pas rigoureusement nécessaire de s'abstenir du coït lorsqu'il n'existe aucun symptôme aux organes génitaux; mais on ne doit s'y livrer qu'avec beaucoup de ménagement.

Il est bon de boire chaque jour, pendant le traitement, trois ou quatre verres d'eau légèrement sucrée ou de l'une des boissons tempérantes indiquées page 21.

Après la disparition complète de tous les symptômes, il est prudent de continuer encore le traitement pendant une quinzaine de jours. On doit ensuite se purger deux fois à un jour ou deux d'intervalle, soit avec une once de sel d'epsom dissous dans trois verres d'eau, que l'on boit le matin de bonne heure, à une demi-heure l'un de l'autre; soit avec tout autre purgatif.

Quand la maladie vénérienne est dégénérée en dartres, en humeurs froides ou en rachitimes (courbure des os), la purgation doit être renouvelée une fois tous les vingt jours, pendant toute la durée du traitement. Dans ces cas, les bois-

sons les plus convenables pour hâter la guérison, sont l'infusion du houblon, la décoction de
fumeterre, et la tisane de patience et de bardane.
On peut boire, dans la journée, trois ou quatre
verres de l'une ou l'autre de ces tisanes, ou en
faire usage aux repas avec un quart ou un tiers
de vin rouge (1).

COMPLICATION DE LA MALADIE VÉNÉRIENNE
AVEC LA GONORRHÉE.

La maladie vénérienne peut se compliquer de
gonorrhée, ce qu'on reconnaît à l'existence
simultanée d'un écoulement avec un ou plusieurs
des symptômes que nous venons de signaler.

Quelquefois il arrive que des chancres existent
dans le canal de l'urètre en même temps que
la gonorrhée. On doit être attentif à cette com-

---

(1) *Infusion de houblon* : Une forte pincée de
fleurs de houblon dans un litre d'eau bouillante. On
laisse infuser pendant dix minutes.

Décoction de fumeterre : Une petite poignée de
cette plante, qu'on fera bouillir dans un litre d'eau
pendant cinq minutes.

Tisane de patience et de bardane : Une demi-once
de chacune de ces racines fendues en quatre. On
fait bouillir le tout ensemble dans un litre d'eau
pendant vingt minutes.

plication, que l'on peut nommer gonorrhée chan-
creuse, et qui se reconnaît ordinairement à une
douleur fixe dans un ou plusieurs points du canal
de l'urètre, laquelle devient plus manifeste pendant l'émission des urines. Cependant ce signe
n'existe pas toujours, surtout quand la maladie
est ancienne, parce que, dans ce cas, les chancres se sont peu à peu habitués au contact de
l'urine, et ne font plus éprouver de douleurs ap-
préciables lors de son passage. Chez la femme,
des écoulemens leucorrhéiques peuvent être aussi
compliqués de chancres situés dans le vagin, à
cinq ou six pouces de profondeur.

Lorsqu'on n'a pas, dans le principe, porté une
attention suffisante pour reconnaître ces complications, on peut, plus tard, acquérir la preuve
qu'elles existaient ; car alors, après avoir guéri
la gonorrhée, il reste un léger suintement jaunâtre ou blanchâtre avec ou sans douleur, et qui
vient de l'urètre ou du vagin. Il faut, dans ce
cas, se mettre à l'usage du traitement dépuratif.

Toutes les fois que la maladie vénérienne existe
en même temps que la gonorrhée, il faut commencer par détruire la maladie vénérienne (1).

_____

(1) Il arrive quelquefois que l'humeur est telle-

ACCIDENS QUI PEUVENT EXIGER L'EMPLOI DE QUELQUES MOYENS ACCESSOIRES.

Les plus fréquens sont des douleurs vives et l'inflammation des parties malades. Dans ces cas, on doit recourir au traitement tempérant (voir page 21). Aussitôt que l'irritation est apaisée, il faut reprendre le traitement dépuratif.

Lorsque, dans les bubons, l'inflammation est portée à un certain degré, ils se terminent ordinairement par la suppuration. Alors, on les couvre de cataplasmes de farine de lin jusqu'à ce qu'ils percent d'eux-mêmes. On les comprime ensuite légèrement pour faire sortir la matière purulente. Quand l'ouverture est trop petite, on y introduit une mèche de charpie pour qu'elle ne se ferme pas trop tôt. On recouvre le tout avec de la charpie enduite de cérat. S'il reste encore du gonflement et de la dureté à la base, les cata-

---

ment âcre et qu'elle est poussée avec tant de force vers le canal de l'urètre par l'action dépurative du traitement, qu'elle y cause des vives douleurs et même des symptômes inflammatoires assez prononcés. Dans ce cas, qui est fort rare, il faut guérir d'abord la gonorrhée.

plasmes doivent être continués pendant quelques jours.

Quand les bubons sont peu douloureux et presque stationnaires, on y applique un emplâtre de Vigo. Si, malgré cela, leur volume continue d'augmenter, c'est une preuve qu'ils tendent à la suppuration; on doit remplacer l'emplâtre par des cataplasmes maturatifs préparés avec des oignons cuits sous la cendre ou avec partie égale d'oseille cuite et de farine de lin. Après qu'ils sont percés, on se conduit comme nous venons de le dire; et si la cicatrisation se fait attendre trop long-temps, on les panse avec du cérat mêlé d'un dixième d'alun calciné.

Les chancres doivent être tenus avec beaucoup de propreté; il est bon de les baigner matin et soir dans de l'eau simple pendant trois ou quatre minutes; on les recouvre ensuite de charpie fine, imbibée d'eau (1).

_____

(1) Quelques malades ont la mauvaise habitude de s'envelopper la verge d'un linge qu'ils lient avec un cordon; il en résulte une gêne de la circulation et un gonflement de la partie qui retardent la guérison et peuvent causer de graves accidens. On doit simplement placer la verge dans un petit sac en forme de doigt de gant que l'on fixe à un suspensoir ou à un mouchoir mis en ceinture.

Chez les sujets lymphatiques, il arrive quelquefois que les végétations et les chancres ne marchent que très lentement vers la guérison, quoique le virus ait été détruit en tout ou en partie. On doit, dans ce cas, toucher les végétations avec un petit morceau d'alun ou de vitriol bleu, deux ou trois fois par jour, et les chancres, une fois seulement tous les deux jours.

Lorsqu'il existe des chancres dans le canal de l'urètre, on hâte leur cicatrisation à l'aide de petites injections, qui se renouvellent deux ou trois fois par jour, et que l'on prépare en mêlant avec un verre d'eau, depuis une jusqu'à deux, et même trois cuillerées de vin rouge.

Quelquefois la membrane interne du conduit urinaire se gonfle, se durcit, ou bien il s'y développe des fongosités qui causent le rétrécissement de ce conduit, et s'opposent au libre écoulement des urines. Cet accident ne survient que chez ceux qui ont négligé de se traiter, ou qui ont eu recours à des palliatifs ou autres mauvais traitemens. Il devient alors indispensable de faire usage de bougies ou de sondes, en même temps qu'on détruit le vice syphilitique.

Les personnes sujettes aux coliques ou à la

constipation ne doivent pas négliger l'usage des lavemens. On augmente leur vertu adoucissante et laxative en y ajoutant quelques cuillerées d'huile d'olive.

Lorsqu'on a de la fièvre ou quelque autre indisposition, on suspend le traitement pendant quelques jours, ensuite on le reprend d'une manière graduée, comme on l'a fait en commençant.

Nous croyons devoir, dans l'intérêt des malades, les prémunir ici contre les dangers des onguens, pommades et autres topiques prônés par l'ignorance et la cupidité, pour guérir les dartres et autres maladies cutanées; car lorsqu'elles ne proviennent pas de la syphilis dégénérée par son long séjour dans l'économie animale, ou plus ou moins dénaturée par la transmission héréditaire, elles ont toujours pour cause un principe qui est dans le sang. Tous les médecins et les personnes sensées savent bien que les moyens externes, quand ils ne sont pas pas accompagnés d'un traitement dépuratif, ont pour effet de répercuter l'humeur dont la nature cherche à se débarrasser. Aussi les dartres et autres affections dont le germe n'est pas détruit, reparaissent tôt ou tard, ou produisent de funestes accidens en se portant sur les poumons, sur l'estomac ou sur quelques autres organes essentiels à la vie.

CAS QUI EXIGENT LE TRAITEMENT DÉPURATIF, QUOIQU'IL N'EXISTE AUCUN SIGNE D'AFFECTION VÉNÉRIENNE.

L'expérience prouve tous les jours que le virus vénérien peut rester pendant un temps fort long dans l'économie, sans donner aucun signe de son existence. Cela a lieu dans plusieurs circonstances, notamment dans les suivantes :

1º Lorsqu'entretenu dans une fausse sécurité par la légèreté apparente du mal, ou retenu par une fausse honte, on n'a pas fait de traitement, et que les symptômes ont disparu d'eux-mêmes.

2º Quand on a eu recours à de mauvais traitemens ou à des palliatifs qui n'ont fait que *blanchir*, comme on le dit vulgairement, c'est-à-dire, qui ont affaibli le principe morbifique sans en extirper le germe.

3º Enfin, quand on a cohabité avec une per-

2

sonne malsaine et que l'on a participé à l'infection, mais que le corps ne se trouvant pas disposé au développement du virus, celui-ci est resté dans le sang.

Dans tous les cas, il ne faut qu'un changement quelconque apporté dans l'économie, soit par l'âge, soit par des affections morales, soit par la manière de vivre, etc., pour que les accidens éclatent à l'extérieur ou à l'intérieur. Ils sont pour l'ordinaire d'autant plus redoutables que le virus est resté caché et comprimé plus long-temps.

On sent, d'après cela, combien il importe, avant de s'engager dans les liens du mariage, de purifier le sang de tout principe vénérien, toutes les fois que l'on s'est trouvé exposé à une infection vérolique, et qu'on n'a eu recours qu'à ces demi-traitemens incapables d'extirper le mal jusqu'à sa racine, ou qu'on n'a pas apporté dans le régime des précautions et l'exactitude convenables.

En suivant cette règle de conduite dictée par la prudence, on n'est pas exposé à voir renaître, au bout d'un temps plus ou moins long, des symptômes dont le germe est resté dans le sang, à le communiquer à son épouse, à le transmettre à ses enfans en même temps que la vie, enfin à compromettre la paix du ménage et à empoisonner le bonheur de toute son existence.

FIN.

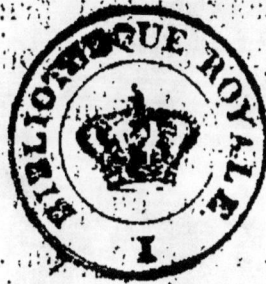

www.ingramcontent.com/pod-product-compliance
Lightning Source LLC
Chambersburg PA
CBHW060523210326
41520CB00015B/4277